DE LA MORT APPARENTE

ET

DES MOYENS DE LA RECONNAITRE.

DE

LA MORT APPARENTE

ET DES

MOYENS DE LA RECONNAITRE

PAR

Le Dr Paul **Levasseur**

Chirurgien des Asiles d'aliénés de la Seine-Inférieure,
Chirurgien adjoint à l'Hôtel-Dieu,
Membre de la Société de Médecine de Rouen, etc.

ROUEN

IMPRIMERIE DE E. CAGNIARD,

Rues de l'Impératrice, 88, et des Basnage, 5.

1867

IMPRIMERIE E. CAGNIARD
ROUEN.

DE LA
MORT APPARENTE
ET DES
MOYENS DE LA RECONNAITRE.

Cor primum vivens et ultimum moriens.
HALLER.

La médecine, comme toutes les sciences, nous met fréquemment en présence de phénomènes que nous ne pouvons pénétrer complètement. Souvent, en effet, la nature intime des choses se dérobe à nos investigations et nous arrête ; de même, dans l'étude des faits, la cause prochaine nous échappe facilement et entrave nos recherches. Quand nous sommes ainsi limités, à défaut d'explications satisfaisantes, nos efforts doivent tendre avec plus d'ardeur, si cela est possible, à préciser les caractères qui constituent ces faits et les signes qui les différentient, de manière à les distinguer toujours avec sûreté.

Parmi ces phénomènes inexpliqués en médecine se placent au premier rang ceux qui ont été décrits sous les noms de Catalepsie, de Léthargie, de sommeil Métamorphique .., etc..., dont les observations jouent le rôle principal dans ces étranges récits de mort apparente qui se sont transmis jusqu'à nous.

Il ne faut pas croire que ces observations aient été le privilége unique des temps anciens ; notre époque elle-même a fourni les siennes, et ce ne sont pas les moins étonnantes. Loin de moi la pensée de *réveiller à propos d'elles* les discussions et surtout les préoccupations d'un autre âge ; mon but est tout autre en abordant cette question. Sans en faire l'historique je dirai seulement qu'elle a donné lieu aux interprétations les plus différentes et aux jugements les plus opposés. Les uns croyaient voir partout des cas de mort apparente méconnue, les autres n'en voulaient voir nulle part. Les premiers prétendaient qu'il était impossible de distinguer la mort apparente de la mort réelle, les seconds, qui d'ordinaire protestaient contre les faits signalés, affirmaient qu'il était toujours facile de les reconnaître. De part et d'autre, l'exagération a été la même. Ces divergences et ces exagérations ont eu pour résultat unique d'entretenir le doute et les inquiétudes dans toutes les imaginations. La conséquence était inévitable ; on ne fait pas disparaître un épouvantail en mettant un mythe à sa place : le fantôme, si fantôme il y a, se dresse toujours devant les yeux tant que l'explication des faits en cause n'a pas été donnée ou que la preuve qui les juge n'a pas été établie.

Que les cas de mort apparente soient infiniment rares, je le reconnais volontiers ; que les moyens de diagnostic récemment indiqués aient une valeur réelle, je l'admets encore. Toutefois la pratique médicale nous offre assez souvent des états morbides qui en démontrent la possibilité ; de plus, tout en reconnaissant l'importance des procédés modernes à l'endroit du diagnostic, je dois dire que les convictions ne sont pas unanimes quant aux moyens conseillés pour arriver à une constatation exacte. Le doute si peu fondé qu'il soit persiste sur ce point : c'est à ce doute que je réponds en publiant ce mémoire.

Pour moi, je suis convaincu que les faits qui appartiennent à la vie peuvent être toujours reconnus, et sûrement distingués de ceux qui sont du domaine de la mort ; j'ai cherché à le démontrer à l'aide d'une expérience très simple et très facile à reproduire. Si, comme je le crois, la preuve matérielle certaine peut être ainsi établie, si je parviens à compléter la lumière sur ce point important, je n'aurai pas entrepris une œuvre inutile ; la science fera le reste.

De tous les états pathologiques qui peuvent simuler la mort, la Catalepsie est assurément celui qui se produit le plus souvent et qui mérite de fixer surtout l'attention. A côté d'elle, sinon avant elle, se place la Léthargie qui, si l'on en juge par les descriptions, n'est qu'une nuance de celle-ci, l'une et l'autre n'étant probablement qu'une expression fort peu différente d'une même situation morbide. Quoi qu'il en soit, cette névrose (si on veut l'appeler ainsi) se présente quelquefois dans des conditions telles, par l'affaiblissement considérable qu'elle détermine du côté des manifestations vitales, que la persistance de la vie échapperait facilement aux regards d'un observateur inexpérimenté ou peu attentif ; on en jugera par les observations qui suivent. Dans les recherches qu'elles m'ont amené à faire, je ne me suis point proposé d'écrire l'histoire médicale de la Catalepsie. Qu'elle soit une maladie essentielle ou seulement un symptôme ; qu'elle constitue une entité morbide ou qu'elle marque simplement un période dans l'évolution de quelques affections des centres nerveux, peu importe. Je laisse à des observateurs plus autorisés le soin de nous renseigner sur ce chef. M. J. Falret, qui a publié un travail fort remarquable sur cette matière, nous éclairera beaucoup mieux que je ne saurais le faire. Pour moi, je ne prends la Catalepsie que par un de ses côtés, celui qui tient à la mort apparente. Je la rapproche à dessein de ces états mal définis dans la science qui, dans certaines circonstances, nous offrent avec la mort réelle une similitude d'aspect capable d'en imposer. L'expression finale étant la même, le rapprochement des faits me paraît justifié au point de vue du diagnostic.

Les troubles fonctionnels qui se rattachent à la Catalepsie sont loin d'être absolus ; ils varient pour ainsi dire suivant les individus atteints. Les phénomènes qui caractérisent ou qui accompagnent cet état se rencontrent le plus souvent isolés. Il en est de la Catalepsie comme de toutes les névroses : elle peut varier depuis le dérangement le plus insignifiant jusqu'au bouleversement le plus complet de toutes les fonctions de l'organisme. Ces rapides considérations préliminaires étaient nécessaires pour l'intelligence des faits qu'on va lire :

La nommée B... soumise à mon examen en novembre 1865, est une fille de vingt-deux ans, forte et pléthorique qui, depuis plusieurs années avait de violentes crises d'hystérie. Sans qu'aucune cause appréciable pût en donner la raison, les accidents qu'elle éprouvait se modifièrent tout-à-coup. Depuis plusieurs mois ils ont pris un caractère spécial : aux spasmes, aux convulsions ont succédé l'immobilité et une certaine raideur générale. Durant ses accès, elle devient tout-à-fait insensible. Des piqûres profondes amènent quelques phénomènes de contractilité, peu marqués toutefois. On peut donner à ses membres toute espèce d'attitudes et elle les garde pendant un certain temps; cependant, au bout de quelques minutes, les lois de la pesanteur l'emportent et elle revient peu à peu à la position horizontale. Du côté des grandes fonctions, il n'y a rien de particulier à noter ; la respiration, la circulation du sang se font d'une manière très sensible ; elles paraissent plutôt exagérées que ralenties... Il s'agit bien, dans l'espèce, d'un état cataleptique ; mais il est loin de présenter la plénitude des accidents qui peuvent en faire une situation grave, tout-à-fait comparable à la mort réelle.

La malade dont je viens de rapporter en quelques mots l'observation, ne percevait aucune espèce de sensation ; après la crise, il ne restait chez elle aucun souvenir. Cette névrose se produit quelquefois dans des conditions beaucoup plus étonnantes :

J'ai eu l'occasion de voir tout récemment à l'hôpital Necker, dans le service d'un brillant professeur de la Faculté, M. Lassègue, deux cas fort curieux, dans lesquels la Catalepsie présente les particularités les plus remarquables.

Le premier sujet est un homme de quarante-cinq ans environ, chez lequel la sensibilité, la motilité et l'intelligence n'offrent pas de troubles considérables dans les conditions ordinaires. Toutefois on doit dire que l'organisme est entaché d'alcoolisme. Les crises de ce malade sont des plus bizarres ; on peut même les provoquer à volonté. Il suffit de placer la main sur les yeux du sujet pour qu'aussitôt il tombe comme foudroyé. La sensibilité générale disparaît alors complètement : la motilité se trouve motifiée du même coup, mais d'une façon toute particulière, les mouvements volontaires sont abolis, cependant l'idée des mouvements persiste ; la possibilité de se mouvoir n'existe plus, mais on peut faire prendre

2

au malade toutes les poses imaginables et, comme les cataleptiques proprement dits, il conserve la position qu'on lui a donnée. Chose étrange ! Cet homme, frappé de déchéance sous le rapport de la sensibilité et du mouvement, reste par l'intelligence en rapport avec le monde extérieur. Il ne sent pas, il ne peut se mouvoir, mais il entend et il répond avec précision aux questions qu'on lui adresse ; il suit aisément les idées des autres. Si on lui commande un mouvement, il accuse la volonté de le faire, il croit même l'avoir exécuté, du moins il le prétend. L'absence totale de la sensibilité, la disposition cataleptique très marquée des membres et du tronc ne permettent pas de croire à la simulation. Après l'accès, il ne reste rien dans le souvenir du malade ; il semble que les idées qu'il traduit pendant la crise lui soient communiquées, absolument comme les positions qu'on imprime à ses membres, et qu'elles doivent disparaître comme celles-ci quand vient à cesser l'intervention de l'expérimentateur.

Le second sujet est une jeune fille hystérique chez laquelle les accès peuvent être déterminés de la même façon et présentent des caractères encore plus prodigieux. La disparition de la sensibilité est complète ; il en serait de même de la motilité si les bras n'offraient cette particularité vraiment inexplicable d'être en proie à la Catalepsie, alors que tout le reste du corps n'obéit plus qu'aux lois de la pesanteur. Comme le malade précédent, elle reste intellectuellement en relation avec ceux qui l'entourent. Si on la frappe légèrement, elle perçoit le bruit et le rapporte à une cause éloignée d'elle. On peut la jeter brusquement à droite ou à gauche sans que sa physionomie traduise une émotion quelconque. Quand on l'abandonne à elle-même, elle s'affaisse comme une masse inerte au milieu du lit.

Ce sont là des phénomènes isolés qui se rattachent à la catalepsie, mais ils ne donnent encore qu'une notion bien incomplète de cet état. Je n'ai consigné ces observations que pour leur en opposer une autre dans laquelle se trouvent, au contraire, nettement accusés tous les troubles qui sont le cortége de cette maladie. Voici ce fait :

La nommée X....., que jai eu l'occasion d'observer en novembre 1862, est une jeune fille de dix-sept ans, grande et faible, qui peut à peine tenir debout. Pâle et blonde, elle présente tout l'aspect des tempéraments lymphatiques et nerveux. Depuis l'apparition des règles, c'est-à-dire depuis trois ans, cette jeune personne est aux prises avec de violentes convulsions hystériformes. La menstruation ne s'est jamais établie d'une manière régulière ; peu ou mal réglée, chaque époque menstruelle marque pour elle le retour des crises les plus pénibles. Depuis six mois, les accidents qu'elle éprouve ont une physionomie particulière : une surprise, une émotion les font éclater ; elle tombe alors dans un abattement extrême. La nature des accès est on ne peut mieux caractérisée : *insensibilité générale, immobilité absolue, fixité du regard avec dilatation des pupilles, résolution complète de tout le corps, etc...*, tout enfin se réunit chez cette malade pour constituer un état cataleptique complet. Le plus petit effort, le toucher suffisent pour la faire se soulever et prendre les poses les plus difficiles à garder ; elle demeure dans cette attitude pendant toute la durée de la crise, pendant une heure quelquefois. Ce qui frappe le plus, c'est l'aspect général du sujet qui est alors d'une pâleur extrême. La respiration et la circulation du sang se font d'une façon imperceptible et peuvent à peine être constatées ; en effet, la faiblesse et le retentissement de ces fonctions sont si considérables qu'il serait facile de les méconnaître. L'auscultation du cœur révèle à la vérité quelques battements, mais si éloignés et si peu distincts que l'oreille aurait difficile à les percevoir si l'esprit n'était tenu en éveil. Le facies surtout est bien composé pour tromper l'observateur. En considérant cette jeune fille pâle, décolorée, immobile, on croirait bien plutôt avoir sous les yeux un cadavre qu'un sujet vivant, et l'on se demande, avec inquiétude, si une telle situation en se prolongeant ne pourrait pas induire en erreur. Et quelle erreur !

Voulant me rendre un compte exact de la situation, j'ai mis en pratique tous les moyens conseillés en pareille occurrence. Après un examen minutieux des faits et des preuves, j'avoue qu'il m'était resté une grande incertitude dans l'esprit. Je n'étais pas convaincu de la valeur absolue des procédés indiqués par les auteurs pour en établir le diagnostic. *Une contemplation attentive permettait seule de reconnaître la persistance de la vie chez cette jeune fille, et il faut convenir qu'une méprise n'était pas impossible.*

Enfin, pour juger cet état de ma malade, je fis une expérience à laquelle j'attachais une grande importance : j'appliquai des ventouses sur le creux de son estomac : les ampoules se dessinèrent sous les cloches avec une teinte légèrement rosée et un peu de sang fut fourni par les mouchetures pratiquées... *J'indiquerai plus loin la valeur que comportait pour moi ce signe.....*

Le fait rapporté ci-dessus m'avait vivement impressionné. Il m'a amené à étudier les observations du même genre qui ont été publiées antérieurement. L'une d'elles, fort remarquable comme fait et comme authenticité, est consignée dans la thèse du docteur Pfendler (1) qui la décrit sous le nom de *Léthargie*... Je la cite textuellement,

Mlle de M., âgée de quinze ans, réglée, d'une santé parfaite, d'une bonne conformation, de tempérament sanguin, très blanche, avec des couleurs fraîches et vermeilles, fut prise d'accidents le 13 décembre 1820, quatre mois après l'éruption des règles. Elle ressentit une céphalalgie intense accompagnée d'une grande irritabilité: peu de sommeil, convulsions générales sans écume à la bouche. Cinq ou six hommes ne pouvaient la contenir pendant ses accès. Au bout de trois semaines, la chorée se déclara ; après elle survinrent la catalepsie et un véritable tétanos ; puis enfin la léthargie qui dura quatre jours et se répéta dix à douze fois. C'est en vain qu'on mit en usage les antispasmodiques et les calmants. Dans une dernière consultation donnée par les premiers médecins de Vienne, MM. Malfatti, Capellini, Schœffer, Franck déclarèrent que la ma-

(1) *Thèse inaugurale.* — Paris 1833.

lade, épuisée sous le rapport des forces, ne laissait aucun espoir et n'avait que trois ou quatre jours à vivre.

Comme j'étais auprès de son lit (dit M. Pfendler), elle fait un mouvement, se lève, se jette sur moi, et retombe ensuite comme frappée par la mort. Pendant quatre heures, elle me parut complètement inanimée. Je fis avec MM. Franck et Schœffer tous les essais possibles pour allumer en elle une étincelle de vie. Ni miroir, ni plume brûlée, ni ammoniaque, ni piqûres ne réussirent à nous donner un signe de sensibilité. Le galvanisme fut employé sans que la malade montrât quelque contractilité. M. Franck la crut morte en conseillant toutefois de la laisser sur le lit. Pendant vingt-huit heures, aucun changement ne survint ; on croyait déjà sentir un peu de putréfaction, je revins auprès de Mlle de M... ; la putréfaction n'était pas plus avancée qu'auparavant. Quel fut mon étonnement, ajoute M. Pfendler, quand je crus voir un léger mouvement de respiration. Je l'observai de nouveau et vis que je ne m'étais pas trompé. Aussitôt je pratiquai des frictions ; j'eus recours à des irritants et, après une heure et demie, la respiration augmenta. La malade ouvrit les yeux et, frappée de l'appareil funèbre qui l'entourait, revint à la connaissance et me dit : « Je suis trop jeune pour mourir. » Tout cela fut suivi d'un sommeil de dix heures ; la convalescence marcha rapidement, et cette jeune fille se trouva débarrassée de toutes ses indispositions nerveuses. Pendant sa crise elle entendit tout ; elle rapporta quelques paroles latine prononcées par M. Franck. Son plus affreux tourment était d'entendre les préparatifs de mort sans pouvoir sortir de sa torpeur.

Cette observation a été reproduite par M. Raciborski dans son remarquable traité du diagnostic. Il ajoute à la suite sous forme de réserve : « Aujourd'hui, grâce à l'in-
« troduction de l'auscultation, il ne serait peut-être pas
« aussi difficile de distinguer cet état de celui de la mort
« réelle. Il est probable que, malgré la faiblesse excessive

« des mouvements respiratoires, l'oreille pourrait encore « saisir les bruits de la respiration et surtout les bruits du « cœur. »

Je ne sais si tout le monde partagera l'opinion de M. Raciborski ; pour mon compte, ma conviction est loin d'être entière.

Si je devais multiplier les citations, je n'aurais que l'embarras du choix. Parmi les renseignements qui m'ont été fournis de toutes parts, je possède une communication des plus intéressantes que je dois à l'obligeance d'un excellent ami, observateur aussi judicieux que réservé. Voici en quelques mots les faits qui s'y rattachent :

Une famille anglaise jouissait du triste privilége de la catalepsie ou de la léthargie ; tous ses membres en paraissaient héréditairement atteints. (L'hérédité n'est probablement pas là un phénomène exceptionnel ; les névroses, en effet, nous offrent des exemples nombreux de transmissions de ce genre). Toujours est-il que plusieurs cas de léthargie furent successivement observés dans cette famille. Ce fut d'abord une vieille dame qui resta pendant quinze jours dans une immobilité et une insensibilité complètes, et qui, après quinze jours de mort apparente, recouvra la connaissance et continua de vivre pendant assez longtemps encore.

Avertis par ce fait, les parents conservèrent pendant plusieurs semaines un jeune homme qui, lui aussi, paraissait mort, et qui, au bout de ce temps, revint à la vie. Un membre de cette même famille, se croyant sous le coup des mêmes accidents, demandait instamment, pendant un assez long séjour qu'il fit en France, qu'on pratiquât sur lui une opération capable de faire cesser la vie s'il tombait jamais dans un état de mort apparente ou réelle, tant il redoutait d'être enseveli vivant. Il faut bien le reconnaître, ces craintes étaient quelque peu fondées.

Nous n'avons pas en France la latitude qu'on laisse aux familles en Angleterre ; nous n'avons pas de maisons mortuaires comme en Allemagne. Chez nous, les dispositions réglementaires sont trop rigoureuses : après vingt-quatre heures, l'inhumation doit se faire. Il serait assurément préférable de se hâter moins lorsqu'il s'agit d'une détermination aussi grave.

Je pourrais rapprocher de ces observations celle qui ont été publiées par Winslow. Elles ont été contestées pour la plupart, il est vrai, mais cela ne suffit pas ; la négation ne conduit jamais à la solution d'une question. Les recherches de M. Bouchut n'auraient rien perdu de leur importance s'il leur avait fait la part plus large. Je reviendrai sur ce point quand j'étudierai les moyens proposés pour reconnaître et juger ces états.

De nos jours, on a publié des observations qui ne le cèdent en rien à celles que je viens de rapporter et qui sont peut-être plus prodigieuses que les faits racontés par Winslow..... Celle que M. Blandet a communiquée à l'Académie des Sciences de Paris est la plus merveilleuse que je connaisse. Je la résume en quelques mots :

Une femme de trente ans environ, habituellement sujette à des accidents nerveux, tombait, durant ses crises, dans une espèce d'engourdissement général, que M. Blandet désigne sous le nom de sommeil métamorphique ; l'accès se prolongeait quelquefois pendant plusieurs semaines, voire même pendant plusieurs mois. Si l'on en croit le compte-rendu, la malade s'endormit au commencement de l'année 1862 et ne se réveilla complètement qu'en mars 1863. Je passe les détails de cette observation qui sont consignés dans les Mémoires de l'Académie des Sciences. (Séance du 17 octobre 1864.)

La dénomination de *sommeil* ne me paraît pas heureuse

pour désigner un fait pathologique aussi grave. D'après M. Blandet, le sommeil est un état de vie ; ce serait même, suivant lui, le premier mode sous lequel la vie se manifeste. Je ne saurais adopter cette idée, empruntée d'ailleurs à Buffon. Je ne crois pas qu'une sorte de sommeil marque les phénomènes initiaux de la vie. Quand celle-ci se révèle au sein d'un organisme, elle ne dort pas ; elle se développe suivant des lois relatives à l'espèce et à l'individu. Dans ses développements, on ne saurait voir qu'une activité incessante qui marche constamment vers son but ; il n'y a là rien qui rappelle une forme quelconque de sommeil. — Quoiqu'il en soit, dans la question qui nous occupe, l'observation décrite par M. Blandet n'en a pas moins une importance considérable ; elle nous montre, en effet, la persistance de la vie dans des conditions que l'anatomie et la physiologie sont impuissantes à nous expliquer.

Ces descriptions sont bien étranges et bien incroyables tout d'abord. Toutefois, si l'on fait un simple retour sur les névroses, elles paraissent beaucoup moins extraordinaires. Ne voyons nous pas tous les jours des accidents aussi bizarres dans leur nature que dans leur évolution, accidents que nous rattachons au système nerveux, alors qu'aucune lésion organique appréciable ne nous en donne la raison ? Ne rencontrons-nous pas très souvent des troubles fonctionnels tout-à-fait inexplicables ?..... C'est tantôt la sensibilité générale qui fait défaut, tantôt la motilité, quelquefois l'une et l'autre de ces deux grandes fonctions. Dans d'autres circonstances, l'intelligence elle-même se voile, et, comme preuve absolue de son impuissance, il ne reste pas même le souvenir. L'organisme reste alors complètement sourd aux excitations extérieures, il ne réagit plus. La vie est encore là, mais la mort paraît l'envelopper de toutes parts. Je sais bien que le plus souvent ces accidents se produisent isolément; je sais bien que le plus ordinairement un coin du voile reste soulevé et permet de contempler la vie sous quelqu'un de ses aspects ; mais ce que chacun sait aussi, c'est que tous ces phénomènes peuvent se trouver réunis sur le même sujet, et, je le demande alors, qui pourra affirmer que la vie ne l'a pas abandonné !

En présence de ces faits, on est fondé à examiner les moyens de diagnostic qui ont été proposés pour les reconnaître ; on a le droit de les discuter, de les récuser même s'ils paraissent insuffisants..... Ces moyens sont nombreux : dans l'ardeur de la discussion, on a mis à contribution tous les organes, tous les éléments presque.

Il serait trop long et d'ailleurs peu profitable de passer en revue tous les procédés qui ont été conseillés. Je dois pourtant signaler la description si complète et si exacte des phénomènes cadavériques que nous a laissés l'illustre Louis. Ce savant médecin avait pris à tâche de réfuter Bruhier et Winslow. Sous sa puissante analyse, tout devenait preuve alors que tout était matière à doute pour ses contradicteurs. Cependant la lumière n'a point jailli de cette discussion ; le débat a été clos sans qu'une preuve matérielle capable de juger la situation ait été donnée. Il nous fait, pour ainsi dire, assister avec M. Louis à un travail de décomposition totale de l'organisme pour dire enfin que la mort a passé par là. Aujourd'hui, encore, beaucoup d'esprits sérieux n'admettent comme certaine que cette preuve tardive, et, pour quelques-uns, elle serait même insuffisante!.....

Il est vrai jusqu'à un certain point, comme le prétend l'auteur que je viens de nommer, que la preuve de la vie ou de la mort (ce qui est tout un), est partout; et qu'elle peut à la rigueur être fournie par tous les éléments organiques. La mort comme la vie se trouve en effet partout, dès lors qu'elle est en possession de l'organisme; mais combien d'éventualités peuvent modifier l'état de tel organe ou de tel tissu, même pendant la vie! Il est inutile d'insister sur ces raisons pour voir combien serait défectueux un jugement qui s'établirait sur ces données partielles.

C'est surtout du côté des grandes fonctions de l'innervation et de la circulation du sang que les investigations ont été dirigées. Celles qui se rattachent au système nerveux (*les expériences fondées sur le galvanisme*), ne sauraient avoir qu'une importance secondaire. Nous avons vu plus haut combien sont variables les fonctions auxquelles président le cerveau. Du reste, le système nerveux ne résume pas toute la puissance vitale, physiologiquement parlant, il n'en exprime qu'une des conditions, la plus importante si l'on veut, mais non pas la seule.

Les nerfs ne transmettent que des mouvements; pour mouvoir nos organes, il faut qu'ils soient mus eux-mêmes, comme l'a démontré Bichat; ce physiologiste, qui a pénétré si avant dans l'étude des phénomènes de la vie, a signalé avec raison l'impulsion donnée par le sang au cerveau. A chaque pulsation du cœur, le sang pénètre la masse cérébrale, la remplit, la distend, lui imprime un mouvement qui se répercute avec la vie dans toute l'économie ; la source de la vie organique est là toute entière.

Les recherches qui se sont adressées à la circulation du sang ont une importance beaucoup plus considérable. La sensibilité, la motilité, l'intelligence elle-même, toutes les fonctions de la vie de relation, pour parler le langage de Bichat, peuvent être suspendues sans que la mort sans suive, mais il n'en saurait être de même des actes de la vie organique. En effet, dans ces névroses qui portent une atteinte si profonde aux fonctions du premier ordre, l'observation attentive a toujours démontré la persistance des fonctions du second. La vie organique continue de se faire, et il n'en saurait être autrement ; *la vie est nécessairement active : s'il y avait une interruption complète, ce serait la mort.* Les manifestations peuvent être aussi ralenties que possible : si elles persistent, la vie règne encore ; si elles font défaut, la mort lui a succédé. Parmi les fonctions de la vie organique, il en est une qui domine toutes les autres ou plutôt qui les engendre toutes « c'est la circulation du sang. » Le sang est, pour ainsi dire, la somme des organes, car il en renferme tous les éléments. La circulation de ce fluide, dans un double mouvement de composition et de décomposition, représente toute la vie organique, car elle en reproduit tous les actes. Cela est si bien dans l'ordre général de la création qu'on ne conçoit pas la vie sans la circulation d'un liquide au sein de l'organisme. Dans tous les être vivants, la circulation est l'expression vitale par excellence. On comprend la vie sans système nerveux, comme cela a été démontré dans certains animaux inférieurs et dans les végétaux, mais on n'en saurait avoir l'idée sans la circulation. Les expériences physiologiques, l'observation clinique elle-même, nous prouvent tous les jours cette vérité.

Les anciens, bien qu'ils aient ignoré le mécanisme de la circulation, l'avaient bien compris ainsi lorsqu'ils plaçaient l'âme humaine dans le sang. Le nom donné par eux à un ordre de vaisseaux (les artères), prouve assez leur ignorance ; toutefois cette erreur des anciens peut être mise à profit par nous. Si nos devanciers ont méconnu les fonctions qui sont assignées aux artères, ils nous ont appris par là même comment se trouvent ces vaisseaux quand la mort les a envahis : « *Ils sont vides de sang.* »

La description de la circulation a rendu un immense service à la science ; le célèbre Harvey, qui a eu le mérite de réunir les notions qui avaient cours à son époque et qui a eu l'avantage de généraliser cette doctrine, a immortalisé son nom en l'attachant à cette découverte. La circulation nous fait suivre, en quelque sorte pas à pas molécule à molécule, la vie dans toute l'économie. Ainsi envisagée, la vie apparaît comme une puissance même dans l'ordre organique. Cette hypothèse est pour le moins aussi satisfaisante que celle qui prend la vie à sa terminaison dans les molécules organiques, la cellule, si l'on veut, pour en faire en dernière analyse dans son épanouissement, dans son expression fonctionnelle la plus parfaite. *une résultante.* Quoiqu'il en soit, c'est grâce à la connaissance de la circulation du sang que Haller, plaçant la vie au centre du système circulatoire, a pu poser cet axiome : « *cor primum vivens et ultimum moriens* » et cet aphorisme n'a pas été ébranlé jusqu'ici.

Les physiologistes modernes, en nous faisant connaître l'état exact du sang pendant la vie et après la mort, nous fournissent encore de précieux renseignements qui peuvent nous servir grandement pour arriver à résoudre le problème de la mort apparente. Des analyses faites par M. Andral prouvent que le sang est plus diffluent dans les névroses que dans toutes les autres maladies. D'un autre côté les expériences de M. Donné ont établi que le sang après la mort se coagulait, se prenait en masse dans une sorte de contraction vitale suprême qui avait pour résultat d'amener, en partie du moins, le vide dans les vaisseaux. Ainsi se trouve scientifiquement expliquée l'erreur des anciens à propos des artères.

Après ce rapide exposé qui résume brièvement nos connaissances à l'endroit du sang et de la circulation, une conclusion se présente tout naturellement à l'esprit: on peut dire : « *si la vie persiste dans l'organisme, il y a du sang liquide dans les vaisseaux.* »

Avant d'aller plus loin, je dois rendre un légitime hommage aux efforts de M. Bouchut qui a le plus fait pour la solution de cette question. Son traité des *Signes de la mort* est ce que nous possédons de plus complet. M. Bouchut, s'inspirant de l'axiome de Haller, a concentré ses recherches du côté du cœur. Il a bien étudié tous les autres signes, mais sans y attacher la même importance. Pour lui, comme pour l'Académie qui a couronné son travail, la preuve certaine, absolue, peut être tirée de l'auscultation de cet organe ; il l'a démontré par des observations nombreuses et par des expériences très concluantes. D'après ses recherches, la vie ne saurait persister en l'absence prolongée des battements du cœur ; deux minutes, par exemple. Je ne conteste point la valeur de cette proposition ; au fond, je suis parfaitement de l'avis de M. Bouchut, dont j'ai bien souvent renouvelé les observations et les expériences. Ce n'est pas au procédé que je m'en prends, c'est à son application ; ce n'est pas à l'auteur que je m'adresse quand je dis que la conclusion tirée de l'auscultation peut être inexacte. Je suis très convaincu qu'il ne s'y tromperait pas. Mais, je le demande, tous les médecins sont-ils *(sous le rapport de l'exercice des sens)* parfaitement en mesure de prononcer comme lui? Assurément non. C'est uniquement pour cette raison que je déclare insuffisant le procédé de M. Bouchut et que je récuse la preuve fournie par ce moyen. Ce n'est pas un procédé pratique, vraiment à la portée de tous ; par conséquent il peut être dangereux s'il est employé par un homme inhabile ou impotent. Il ne faut pas croire d'ailleurs que ces constatations soient chose facile et simple. Tous les jours nous voyons des praticiens et des plus expérimentés, qui, dans ces cas, n'émettent leur avis qu'avec des restrictions, et ils font bien. Il suffit d'avoir suivi les mourants pour se rendre compte de l'obscurité que peut rencontrer le diagnostic : j'ai eu l'occasion de le voir plus d'une fois, même dans les conditions les plus ordinaires.

Déjà, à l'époque de mon internat dans les hôpitaux de Rouen, il y a dix ans environ, cette question était le sujet de mes études. J'avais été frappé de la gravité des faits et de l'insuffisance des moyens de diagnostic en usage ; je voulus en juger par moi-même. Dans ce but, j'assistais régulièrement aux derniers instants des malades qui m'étaient confiés ; je suivais pas à pas leurs dernières manifestations vitales. Cent fois j'ai constaté la valeur du signe tiré de l'auscultation. Quand la respiration et la circulation du sang étaient complètement suspendues, quand la vie paraissait éteinte, j'auscultais longuement le cœur, et, en l'absence prolongée des battements de cet organe, je concluais avec M. Bouchut que la mort était là. D'ordinaire la séparation s'accusait nettement; cependant j'ai quelquefois constaté une lutte plus longue. Ainsi j'ai suivi dans ses derniers moments une jeune femme de vingt-deux ans, phthisique, qui succombait sous les étreintes d'une asphyxie progressive. Pendant trois heures ses efforts prolongèrent sa vie. A chaque instant la mort paraissait imminente, quand l'expulsion de quelques mucosités lui rendait avec de l'air un souffle de vie. Son intelligence qui persistait lui permettait de dire d'une voix éteinte : « J'étouffe, je vais mourir ; » puis les forces l'abandonnèrent, elle se laissa tomber sur son lit, et, pendant plus d'une heure encore, sa poitrine qui se soulevait légèrement toutes les cinq ou six secondes et son cœur qui donnait, aux mêmes intervalles à peu près, un battement sourd, accusaient seuls la persistance de la vie, alors que cette femme paraissait inanimée.

J'ai également observé, dans les mêmes conditions, un enfant de cinq ans chez lequel cette résistance fut encore plus marquée. Dans une agonie de plusieurs heures, cet enfant qui mourait par épuisement nerveux, à la suite de convulsions épileptiformes, était tombé dans une immobilité générale avec insensibilité complète. Le refroidissement du corps, la décoloration de la peau lui donnaient l'aspect d'un cadavre ; et pourtant, pendant plus de deux heures, un léger mouvement des lèvres, qui s'entrouvraient toutes les cinq ou six secondes pour respirer, dénotait encore la présence de la vie. L'auscultation de la poitrine ne révélait rien ; l'oreille appliquée sur le cœur percevait de loin en loin un léger frémissement, mais si faible que l'auscultation eût été vraiment incapable d'entraîner la conviction. La vie persista ainsi pendant quelque temps chez cet enfant ; elle se traduisait, chaque fois que les lèvres s'écartaient, par une lueur imperceptible qui éclairait son visage éteint. Je cherchai en vain à le ranimer. Je pratiquai sans résultat aucun, la respiration artificielle, etc. ; rien ne fit. L'enfant s'éteignit insensiblement. Il aurait été vraiment bien difficile, avec les ressources stéthoscopiques seules, de tracer la ligne de démarcation, c'est-à-dire d'indiquer où avait fini la vie et où avait commencé la mort.

Tous ceux qui ont étudié les mourants ont pu voir comme moi que, dans quelques cas, la vie persiste contre toute apparence, se révélant quelquefois pendant plusieurs heures par quelques battements ultimes de cœur et par quelques suprêmes efforts de respiration.

C'est sous l'influence de ces idées que je fus amené à chercher un autre moyen de diagnostic.

En m'appuyant sur les données scientifiques qui nous renseignent sur la circulation et sur le sang lui-même, j'ai cherché à établir, au moyen d'une expérience physique, que la circulation de ce liquide avait cessé ou continuait de se faire dans les vaisseaux suivant que la vie elle-même résidait encore dans l'organisme ou l'avait abandonné. Pour arriver à cette démonstration, l'ouverture d'une veine ne pouvait me renseigner, car la pression atmosphérique suffit pour empêcher l'issue du sang quand l'impulsion du cœur est notablement affaiblie. Je ne pouvais songer à faire la section d'une artère à cause des accidents qu'entraîne la lésion de ces organes. C'est alors que je fus conduit à chercher la preuve dans les capillaires. Cette région de la circulation n'avait pas encore été explorée ; pourtant elle en constitue la partie la plus importante. Ce réseau n'est pas seulement la terminaison de la circulation, il en est en quelque sorte la condition fondamentale : c'est dans ce système, en effet, que se consomment les grands actes de la vie organique « l'absorption et l'exhalation. » Le changement d'aspect de la peau après la mort dénote assez les modifications que les recherches des savants y ont démontrées et expliquées. La décoloration et l'absence complète de transparence qu'elle présente alors établissent surabondamment tout ce qui a été dit plus haut. La matité absolue de cet organe prouve que son élément constitutif a été profondément modifié. Comme l'a indiqué M. Donné, le sang s'est retiré des capillaires ou s'est coagulé dans le système veineux de cet appareil. Déjà on a voulu, en réunissant ces deux signes, en faire la preuve certaine de la mort, mais ce moyen a été abandonné avec raison. En effet, si précieux que soit le renseignement qu'il fournit, il n'en est pas moins vrai que le diagnostic de la vie ne peut pas s'établir sur le simple examen de la peau. Si les tons de sa coloration et de sa transparence ne disparaissent jamais complètement pendant la vie, ils peuvent être abaissés plus ou moins sous l'influence de mille causes qu'il n'est pas nécessaire d'indiquer ici, et l'œil s'y tromperait aisément. L'indication que donne la peau a une importance très grande, mais il faut qu'elle soit démontrée, il faut qu'elle soit établie par une preuve non douteuse. C'est ce que j'ai cherché à faire. Chaque fois que j'observais des mourants, j'appliquais des ventouses sur une région centrale. J'avais choisi le creux de l'estomac pour siége de mes expériences. Tant que la vie persistait, j'obtenais du sang par les mouchetures pratiquées ; puis, quand les signes de la vie faisaient défaut, j'appliquais à nouveau mes ventouses, et tout aussitôt l'épreuve devenait négative : l'ampoule était décolorée, je n'avais plus de sang (1). Ces

(1) En regard des expériences que j'ai faites sur les mourants, je me fais un plaisir de publier le résumé d'une observation des plus curieuses qui m'a été communiquée par un interne fort distingué de l'asile de Tours, M. Doutrebante. Je m'étais rendu dans cette ville pour voir un cas de catalepsie qui m'avait été annoncé; malheureusement j'arrivai trop tard, la malade venait de mourir : N'ayant pas été témoin du fait en question je m'abstiendrai d'en parler. Toutefois, je suis heureux de pouvoir ici témoigner toute ma gratitude au savant directeur de l'Ecole de Médecine de Tours, M. le docteur Herpin, ainsi qu'à M. le professeur Denner. Je les remercie d'avoir bien voulu me donner des observations qui viennent à l'appui de mes recherches et de mes conclusions. Celle que je dois à M. Doutrebante me paraît ici à sa place : Je la résume en quelques mots :

Une malade de l'asile succombait sous l'influence d'une hypertrophie du cœur avec emphysème pulmonaire. M. Denner ayant prescrit des ventouses scarrifiées, M. Doutrebante son interne vint procéder lui-même à leur application. La première et la seconde ventouse fournirent par les incisions pratiquées sur la peau du sang clair vermeil ; une troisième posée tout aussitôt malgré des incisions profondes n'amena pas une goutte de sang à l'extérieur : une quatrième ventouse appliquée séance tenante, donna le même résultat négatif. Ne pouvant se rendre compte de ce changement subit le chirurgien examina la malade et constata qu'elle était morte tout-à-coup dans le cours de son opération. Par le fait, M. Doutrebante avait à son insu vérifié l'exactitude de mes expériences : Son observation prouve, comme je l'ai établi, que tant que la vie persiste le sang peut être amené au dehors à l'aide de la ventouse, et que la chose cesse d'avoir lieu à l'instant même de la mort.

expériences que j'ai faites nombre de fois sur les mourants, je les ai reproduites sur les cataleptiques dont j'ai rapporté les observations en commençant. *Chez les cataleptiques comme chez les mourants, elles m'ont constamment donné des résultats identiques....*; la présence ou l'absence du sang prouvent pour moi cette donnée toute physiologique : « si la mort n'est qu'apparente et que la vie se continue, si faible qu'elle soit, la circulation persiste dans les capillaires et on y peut puiser du sang pour constater que la vie n'est pas éteinte, si la mort est réelle, il n'y a plus de sang dans ces vaisseaux, ou le peu qui reste ne peut en être extrait parce qu'il s'est coagulé à l'instant même de la mort. »

On peut dire en d'autres termes :

« La vie s'accuse par la présence de sang liquide dans « les capillaires ; la *possibilité de l'extraire* de ces vais- « seaux établit la *preuve de la vie* de la manière la plus « absolue et la disposition contraire fournit avec non « moins d'autorité la preuve certaine de la mort. »

On me demandera sans doute si la proposition que je formule ici peut s'appliquer à toutes les situations que comporte ce grave sujet. Je n'hésite pas à répondre par l'affirmative. Les différences d'ailleurs sont moins considérables qu'on le croirait tout d'abord. Tout le monde le sait, *la cause prochaine* de la mort ne se trouve que dans les centres cephalo-rachidiens ou dans l'appareil circulatoire sanguin. Dans le premier cas, les exemples de catalepsie et de léthargie que j'ai cités, suffisent à la démonstration. Ces névroses dominent tout le groupe pathologique placé sous la dépendance du système nerveux ; aucune autre n'exprime plus complètement la possibilité de l'impuissance de cet agent. L'incertitude qui pouvait en résulter n'a plus de raison d'être aujourd'hui. Ainsi que je l'ai démontré par mes observations, la preuve s'établit facilement par l'examen du sang, quand les nerfs sont incapables de nous la fournir. Dans le second ordre de faits, et c'est le cas le plus ordinaire, la mort relève directement de la circulation ; l'asphyxie progressive emporte les malades qui succombent ainsi. Or, les expériences que j'ai faites sur les mourants ne laissent aucun doute sur ce point. Tant que l'asphyxie est incomplète le sang n'est pas coagulé dans les capillaires. Peu importe qu'elle s'établisse lentement, comme cela a lieu chez les agonissants, ou qu'elle survienne tout-à-coup pour ainsi dire, dans le cas de strangulation par exemple, l'effet est identiquement le même : Il n'y a de différence que dans la durée. Le résultat est le même encore, si l'air qui est indispensable à l'entretien de la vie se trouve modifié par l'addition de gaz délétères, ou si un changement brusque place le sujet dans un milieu quelconque impropre à la respiration. Dans toutes ces circonstances c'est l'asphyxie qui produit plus ou moins rapidement son œuvre, et dans tous les cas, une application de ventouses scarrifiées en démontrant qu'il y a ou qu'il n'y a pas de sang liquide dans les vaisseaux dira d'une manière certaine si l'asphyxie est ou n'est pas complète, c'est-à-dire si la vie est ou n'est pas éteinte. Une seule situation me laissait du doute, c'est celle qui est propre aux cholériques au début de cette terrible maladie ; je parle de ces cas graves qui foudroient les malades dans la période algide avant qu'aucune réaction se soit faite : la peau est froide cyanosée, poisseuse ; elle aurait pu sous l'influence d'une modification profonde du sang, ne plus se prêter à l'expérience en question. Eh bien! là encore, des expérimentations répétées m'en ont démontré la parfaite exactitude : Tant que la vie persiste on obtient du sang à l'aide de la ventouse : De plus la stase de ce liquide dont le réseau cutané ne modifie pas davantage les résultats de l'expérience après la mort ; en effet, le vide que l'on pratique alors sous la cloche n'amène plus rien à l'extérieur.

Je ne crains donc pas de dire que ma proposition s'applique à tous les cas possibles de mort : J'ajoute qu'un fait général qui prend son origine dans la physiologie pure et qui trouve sa sanction dans l'expérience de chaque jour acquiert une importance considérable : La formule qui l'exprime n'est plus une simple proposition, elle s'élève à la hauteur d'une loi.

En résumé, nous avons cherché, M. Bouchut et moi, à établir la preuve du décès en puisant à la même source ; tous deux nous avons demandé cette preuve à la circulation du sang. Si le procédé qu'indique M. Bouchut est exact (et je le reconnais volontiers), celui que je propose a la même valeur et se vérifie d'une façon plus évidente. Dans l'auscultation, c'est l'oreille seule qui discerne ; si l'on y ajoute le témoignage des yeux, le jugement doit en acquérir plus de force. Le moyen signalé par M. Bouchut ne peut être employé que par des hommes spéciaux, instruits et dégagés de toute espèce d'influence. Je n'ai pas besoin d'insister encore sur ce point pour montrer combien il peut être difficile à réaliser, au moins d'une manière générale. Son procédé est purement *médical* et ne saurait être employé sûrement *que par certains médecins ;* celui que je propose, au contraire, et que j'appellerai *chirurgical*, par opposition, *est à la portée de chacun*. Son application ne souffre aucune difficulté et a pour lui l'avantage de fournir la preuve d'une manière sensible en la traduisant aux yeux de tous.

Dans les expériences et les recherches auxquelles j'ai dû me livrer, je me suis constamment appuyé sur les recherches et les expériences de mes devanciers. Leurs idées m'ont toujours guidé ; je me suis efforcé de m'avancer dans la voie par eux ouverte ; je désire que l'avenir complète le présent. En tout cas, j'ai cru qu'il était utile de publier ces observations, ne fût-ce que pour provoquer de nouvelles études. J'ai pensé qu'il était bon de signaler un moyen pratique qui me paraît capable de répondre aux légitimes préoccupations que le doute et l'ignorance laissent toujours dans les esprits. Mon but serait atteint, si le procédé que je viens de révéler pouvait faire justice des incertitudes en rendant facile et sûre la constatation des décès, et en affranchissant le médecin de la lourde responsabilité qui pèse sur ses décisions. Le plus souvent la mort n'est point constatée, parce que tout le monde est convaincu de l'insuffisance des moyens jusqu'alors indiqués. Le procédé nouveau que je propose, s'il était appliqué d'une manière générale, offrirait un double avantage : il apporterait une garantie dans l'application des règlements et deviendrait un gage de sécurité pour ceux que préoccupe, non sans quelque raison, l'épouvantable idée de la mort apparente.

Appendice.

Depuis quelques temps, la presse a enregistré de nombreux faits de mort apparente. J'ai suivi avec une grande attention les descriptions qui en ont été données, et je suis convaincu que dans tous les cas signalés la Catalepsie était seule en cause. J'aurais donc pu les introduire dans ce mémoire ; mais l'absence de renseignements suffisants ne m'a pas permis de le faire. Quand une question comporte une gravité exceptionnelle, on ne peut arguer que de faits bien observés ; il faut parler *de visu* à moins que les observations citées n'aient un caractère scientifique incontestable. Ce n'est qu'en procédant avec cette réserve que l'on sert efficacement la cause que l'on défend. Que ceux qui auront l'avantage de rencontrer des faits de Catalepsie les étudient et les décrivent : je désire que leurs observations viennent à l'appui des miennes ou qu'elles ouvrent de nouveaux horizons pour le diagnostic. De cette façon, nous pourrons espérer une solution prochaine et un jugement définitif.

Parmi les dernières publications de ce genre figure une observation fort remarquable de Catalepsie, qui a été signalée à Nieulle-l'Espoir, dans l'arrondissement de Poitiers. La gravité du fait ressort assez de la méprise à laquelle elle a donné lieu, méprise qui a failli faire inhumer une femme encore vivante. Je possède, grâce à la parfaite obligeance de M. Gallard, desservant de la localité, les détails les plus précis sur les circonstances qui ont occompagné et suivi ce fait. L'observation en a été consignée avec le plus grand soin, grâce à la vigilance de ceux qui en ont été témoins, et elle restera comme un enseignement pour l'avenir. La Catalepsie, dans ce cas, a duré trente-six heures, et ce n'est qu'au moment de l'ensevelissement qu'on s'est aperçu que la malade n'était pas morte. La malheureuse femme que cette névrose a failli déposer vivante au tombeau, a raconté tout ce qui avait été dit auprès d'elle au sujet de sa sépulture ; après cette crise elle a vécu plusieurs semaines encore.... puis la mort est survenue. Bien qu'elle eut été officiellement constatée, l'inhumation n'a eu lieu que cinquante-deux heures après le décès. Les détails de cette observation ont été reproduits devant le Sénat qui s'occupait alors de cette question à l'occasion d'une pétition que lui avait adressée M. de Corvol. (Le pétitionnaire signalait la possibilité de mort apparente et le danger des inhumations précipitées ; il demandait que la loi qui régit cette matière fût révisée ; enfin, il proposait comme moyen de diagnostic l'usage de l'électricité.)

Le cas de Catalepsie observé à Nieulle-l'Espoir arrivait fort à propos pour justifier les propositions de M. de Corvol ; toutefois, la sollicitude éclairée du Sénat n'en avait pas besoin. Dans la discussion à laquelle elles ont donné naissance, plusieurs sénateurs, parmi lesquels Mg[r] le cardinal Donnet, M. Tourangin, M. Hubert-Delisle et M. le vicomte de Barral, ont appuyé les conclusions du pétitionnaire en leur prêtant l'autorité de leur parole (1).

Tout le monde se rappelle la profonde impression que fit sur l'auditoire la communication de S. Em. le Cardinal archevêque de Bordeaux : Mg[r] Donnet se trouvait être lui-même une preuve vivante de l'épouvantable conséquence que pourrait amener un fait de Catalepsie méconnue !.....

C'était plus qu'il n'en fallait pour emporter toutes les convictions ; aussi l'Assemblée a-t-elle, sur la proposition de M. le vicomte de Barral, décidé le renvoi de la pétition à S. Exc. le Ministre de l'intérieur.

Je n'ai pas à m'occuper du projet de M. de Corvol qui voudrait que les décès fussent bien et dûment constatés ; en cela, il a parfaitement raison : mais je ne pense pas que l'électricité puisse servir à cette fin et je crois, du reste, l'avoir démontré suffisamment. Quand l'inertie organique n'est pas vaincue pas l'immense effroi que doit ressentir celui qui assiste aux préparatifs de ses propres funérailles et qui comprend qu'il va être enterré vivant, il est bien impossible qu'un agent physique, si puissant qu'il soit, brise le charme affreux qui l'enserre de toutes parts. L'organisme pourrait être détruit pièce à pièce sans qu'un phénomène de sensibilité ou de contractilité, produit par l'action galvanique, vint nous éclairer en nous traduisant un signe de vie.

Aujourd'hui, la question est de nouveau à l'étude ; je me fais un devoir de faire connaître des recherches qui s'y rapportent et de mettre au jour une méthode d'expérimentation que je crois irrécusable. J'aurais désiré que de nouvelles observations fussent venues confirmer les premières, qui paraîtront peut-être insuffisantes aux yeux des sceptiques, mais les faits de ce genre sont relativement rares, et, dans les circonstances présentes, il serait regrettable d'attendre plus longtemps. L'attention publique est fixée sur cette grave question ; la vigilance des hauts fonctionnaires de l'Etat est excitée par les inquiétudes qui se sont tout-à-coup manifestées dans ces derniers temps au sujet des inhumations précipitées : chacun doit coopérer de tout son pouvoir à la solution du problème et à la sécurité des esprits. — Telles sont les raisons qui m'ont déterminé à faire cette publication.

(1) Le compte-rendu de cette séance est encore dans tous les esprits et me dispense d'une reproduction. — Voir le *Moniteur* du 27 février 18[illegible].

www.ingramcontent.com/pod-product-compliance
Ingram Content Group UK Ltd.
Pitfield, Milton Keynes, MK11 3LW, UK
UKHW032025260826
14628UKWH00006B/2741

9 782329 407210